DISCUSSION

SUR LA

NATURE DES ACCIDENTS SECONDAIRES

DE

LA BLENNORRHAGIE

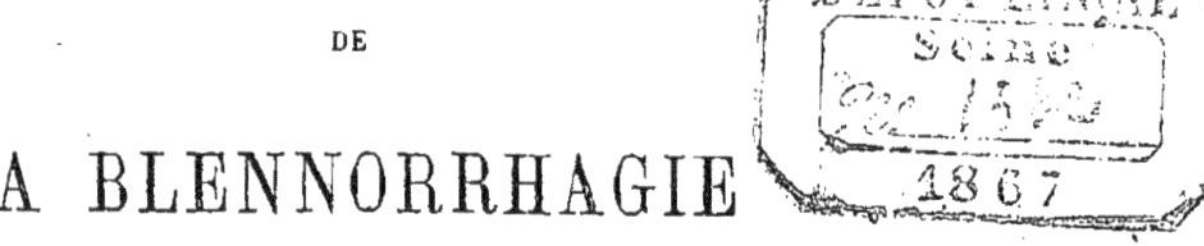

Communications faites à la Société médicale des hôpitaux

Dans les séances des 23 Novembre 1866 et 8 Février 1867

Par le Docteur FÉRÉOL

Médecin des hôpitaux

PREMIÈRE NOTE

Si je prends la parole dans cet intéressant débat, ce n'est pas que j'aie la prétention d'y apporter une solution définitive. Je veux seulement poser les diverses questions qui me paraissent être au fond de la discussion, et dont plusieurs, fort importantes, sont laissées dans l'ombre ou résolues, par quelques-uns de nos collègues, dans un sens qui ne me semble pas le plus acceptable.

Avant d'aborder les points sur lesquels nous différons, permettez-moi d'abord de faire ressortir ceux sur lesquels nous sommes d'accord.

Le premier, c'est que certains accidents consécutifs à la blennorrhagie reconnaissent pour cause une disposition particulière de l'organisme tout entier. Qu'on rapporte cette disposition au vice rhumatismal, en puissance chez le sujet malade, et mis en action par la blennorrhagie, comme l'ont fait M. Peter, et, dans un certain nombre de cas, M. Gueneau de Mussy, ou bien à une diathèse acquise, comme l'a fait M. Lorain, diathèse plus ou moins analogue au rhumatisme et à l'infection purulente; qu'on en fasse, comme M. Fournier, quelque chose de très-spécial, de spécifique même; ou bien qu'avec M. Pidoux on admette l'existence d'un virus dont ces accidents sont la manifestation, variable dans ses formes, mais identique au fond ; dans tous les cas, on admet un lien entre ces diverses manifestations morbides, dont l'arthrite et l'ophthalmie sont les plus ordinaires, le plus généralement admises. Ce ne sont pas là de simples complications, encore moins de pures coïncidences. Pour ceux même de nos collègues qui sont le plus tentés de séparer de la blennorrhagie ces accidents, et de leur attribuer un caractère purement rhumatismal, l'écoulement uréthral reste encore là comme cause occasionnelle ou prédisposante ayant éveillé la diathèse endormie ; et si, dans cette hypothèse, le lien qui unit ces accidents à la blennorrhagie est, je ne dirai pas coupé, mais relâché, celui qui unit ces divers accidents entre eux ne perd rien de sa forme ; la diathèse est affirmée.

Voilà, si je ne me trompe, un terrain commun sur lequel se rencontrent tous ceux de nos collègues qui ont pris la parole.

En voici un autre, si je ne me trompe encore, bien qu'ici les explications aient été moins nettement formulées : quelque disposé qu'on soit à reconnaître le caractère diathésique, spécial et constitutionnel de la blennorrhagie, il est bien évident qu'un certain nombre de chaudepisses échappe à ce caractère; et si l'on peut discuter sur le nombre de celles-ci et sur la cause en vertu de laquelle elles échappent à ce caractère, il n'est, je crois, personne ici qui prétende que toujours et quand même la chaudepisse, en fait, présente les caractères d'une affection diathésique, et qu'elle ne reste pas, dans certains cas, un simple catarrhe inflammatoire purement local, et n'ayant pas plus de retentissement sur l'économie que n'en pourrait avoir un coryza de la nature la plus bénigne et la plus légitime. Il me paraît aussi que tout le monde est d'avis que le bubon, l'orchite, les rétrécissements sont des accidents attribuables à l'inflammation et non à la diathèse blennorrhagique.

Tels sont donc les deux points sur lesquels, à ce que je pense, tout le monde est d'accord :

1° Existence de certains catarrhes génitaux, purement inflammatoires, pouvant se compliquer d'accidents de même nature, et qui ne sont que la conséquence ou le retentissement par voisinage, ou par propagation, de l'inflammation de la muqueuse, tels que bubons, orchites, rétrécissements, etc.

2° Existence de certains catarrhes génitaux, dans le cours desquels, outre l'élément inflammatoire et ses conséquences, on rencontre certains accidents spéciaux diathésiques, tels que l'arthrite, l'ophthalmie.

Maintenant pourquoi, dans certains cas, la chaudepisse reste-t-elle un accident local, tandis que dans d'autres elle s'élève à la puissance d'une affection diathésique? Où prend naissance cette diathèse? Est-elle inhérente à l'individu ? ou lui est-elle acquise uniquement par le fait même de la chaudepisse? Peut-on la mettre sur le compte d'un virus spécial, ou bien faut-il se borner à des explications vagues qui ne sont qu'un moyen de voiler notre ignorance sous des mots, en attendant que la lumière se fasse?

Telles sont les questions que je trouve au fond de notre discussion, sur lesquelles nous ne sommes plus unanimes, et que je vous demande la permission de reprendre le plus brièvement que je pourrai.

Je ne m'arrêterai pas longtemps à l'opinion qui assimile purement et simplement l'arthrite blennorrhagique au rhumatisme. Cette opinion me paraît avoir été complétement réfutée par M. Fournier. Déjà, cette année même, dans une de ses leçons cliniques trop tôt interrompues à l'Hôtel-Dieu, leçon publiée dans la *Gazette des hôpitaux* du 3 juillet, M. Grisolle, dont l'absence ici est regrettable à plus d'un titre, trouvant cette doctrine exposée dans un mémoire de M. Rollet, de Lyon, l'avait combattue, victorieusement à mon sens. Permettez-moi de reproduire ici un seul des arguments de cette remarquable leçon, parce qu'il me paraît avoir une grande importance, et qu'il n'a pas encore été énoncé ici.

Non-seulement, comme vous l'a dit M. Fournier, la diathèse rhumatismale semble manquer absolument, tant chez le malade que chez ses ascendants, dans un grand nombre d'arthrites blennorrhagiques; mais la statistique de M. Rollet prouve, contre son opinion même, qu'un rhumatisant qui a une blennorrhagie n'est pas plus qu'un autre exposé à contracter une arthrite blennorrhagique. Il n'est personne de nous, s'il veut chercher dans ses souvenirs, qui n'y retrouve, en effet, quelque exemple de rhumatisme vrai, coïncidant avec une blennorrhagie, sans que la maladie ait revêtu les caractères particuliers de l'arthrite blennorrhagique. M. Grisolle en cite un cas dans sa leçon clinique; moi-même, j'ai pris note d'un cas pareil, tandis que je faisais des conférences pour le Bureau central; et mon collègue et ami M. Cadet de Gassicourt s'en souviendra peut-être aussi bien que moi : il s'agissait d'un artiste dramatique d'un petit théâtre, qui prit un rhumatisme articulaire aigu avec endocardite au sortir d'une représentation; il avait une blennorrhagie qui datait d'environ quatre mois. Son rhumatisme se comporta comme le rhumatisme le plus vulgaire, guérit en quatre semaines, et le malade sortit de l'hôpital, ayant encore un peu de suintement uréthral.

Dans des faits semblables, quelle influence peut-on reconnaître à la blennorrhagie sur le rhumatisme? Les deux affections ne marchent-elles pas à côté l'une de l'autre, sans se modifier le moins du monde, absolument comme elles le feraient si elles étaient séparées chacune sur un sujet différent? Il m'est impossible, je l'avoue, de voir là autre chose qu'une coïncidence.

Je ferai, à cet égard, une réserve pour le cas de rhumatisme blennorrhagique aigu ou subaigu, polyarticulaire, avec complication cardiaque, et terminé par la mort dans l'espace de deux mois environ, qui nous a été cité par M. Lorain dans la dernière séance. Est-il bien certain, dans ce cas, qu'il n'y ait pas eu simple coïncidence d'une blennorrhagie avec un de ces rhumatismes articulaires subaigus, où l'effort de la maladie se porte principalement sur les séreuses cardiaques, et dont Graves a rapporté des exemples? Je connais les faits cités par Ricord, par **M. Hervieux**, et je suis loin d'en contester la portée. Toutefois, avant d'affirmer bien positivement l'origine blennorrhagique de péricardites et d'endo-péricardites, peut-être serait-il prudent d'attendre que les exemples s'en soient multipliés, et que la relation de causalité fût établie d'une manière plus certaine.

De même, je dirai à M. Peter que son observation de sciatique ne me paraît pas précisément concluante pour élucider le débat actuel. Un menuisier, travaillant habituellement sous un hangar exposé à tous les vents, présente à la fois une sciatique double, avec parésie, engourdissements dans les jambes, douleur en ceinture, etc., et une chaudepisse. M. Peter conclut à une affection médullaire *à frigore;* et je partage tout à fait son avis. Seulement, parce que le malade a présenté les premiers signes de sa congestion médullaire deux mois et demi environ après l'apparition de sa blennorrhagie, M. Peter voit là une raison suffisante de conclure à l'influence de la blennorrhagie comme cause prédisposante de la myélite ; et comme, d'un autre côté, le malade a éprouvé pendant deux jours une douleur dans une articulation temporo-maxillaire, et pendant un jour une douleur plus légère et plus fugitive encore à un genou, il intitule son observation : *Rhumatisme blennorrhagique.* M. Fournier reconnaît lui-même que cette sciatique est d'*origine évidemment blennorrhagique.* Quelque disposé que je sois à m'incliner devant l'accord de deux collègues aussi compétents et aussi éclairés, j'avoue pourtant que je ne suis pas entièrement édifié; je comprends fort bien qu'en analysant les faits qu'il nous a rapportés, M. Peter ait été frappé surtout de leur caractère rhumatismal. Quant à l'influence qu'y a jouée la blennorrhagie, elle me paraît au moins fort douteuse, et, pour me ranger à l'interprétation de mes deux amis, j'attendrai que l'un d'eux nous ait donné de la sciatique blennorhagique une description qui vaille celle que M. Fournier nous a faite de l'arthrite blennorrhagique.

Pour résumer cette petite querelle faite ici à mes collègues, et en particulier à M. Peter, que nous devons tous remercier pour l'heureuse idée qu'il a eue de susciter cette intéressante discussion, je dirai que si on a quelquefois abusé du mot coïncidence, en s'en servant trop, ce serait en abuser encore que de ne s'en pas servir quand cela convient.

Un mot encore à M. Fournier : il nous dit très-bien à propos du rhumatisme blennorrhagique que ce n'est pas là un rhumatisme. Pourquoi alors lui en garder le nom? Vous n'avez pas besoin de faire du néologisme; conservez la dénomination qui, je crois, est le plus généralement adoptée, celle d'*arthrite* dont se sert toujours M. Grisolle (nous discuterons plus tard le qualificatif *blennorrhagique*). Que la fluxion soit analogue à celle du rhumatisme, ce n'est pas une raison pour la désigner de la même façon; et, ainsi que vous l'avez très-bien fait ressortir, les différences sont encore plus grandes que les analogies.

Ici, je crains de rencontrer M. Lorain, qui me rappellera les analogies de ses trois diathèses rhumatismale, puerpérale et blennorrhagique. Mais quelque ingénieux, quelque satisfaisant même, à un point de vue très-élevé, que soit pour l'esprit ce parallèle, il ne me paraît pas assez complet pour appeler d'un même nom des choses, dont M. Fournier a eu raison de dire qu'elles différaient par leurs causes, par leurs symptômes, par leur marche, par leur traitement et, par conséquent, par leur nature.

Il me paraît donc établi, par le débat auquel nous avons assisté, que la diathèse acquise, consécutive à certaines blennorrhagies, n'est pas la diathèse rhumatismale.

Est-ce à dire que la constitution du sujet ne soit pour rien dans le développement des accidents secondaires de la blennorrhagie? Pour être la cause première, efficiente et nécessaire de ces accidents, la blennorrhagie en est-elle toujours la cause suffisante? Certains tempéraments, certaines prédominances ne prédisposent-elles pas à l'explosion de ces accidents? Et, de même qu'il est admis par tout le monde que certains individus sont plus aptes que d'autres à contracter la chaudepisse, ne peut-il pas se faire que certains malades affectés de blennorrhagie soient, par eux-mêmes, et sans nous occuper encore de la question d'un virus spécial, plus aptes que d'autres à faire de leur chaudepisse une maladie constitutionnelle, et à tirer ainsi, en quelque sorte, de leur propre fonds cette diathèse blennorrhagique si singulière? Cela ne me paraît pas douteux. Il n'est pas rare, comme nous l'a dit M. Fournier, de voir des malades prendre une arthrite à chaque blennorrhagie. M. Bernutz m'a souvent cité l'exemple d'un malade qui, trois fois atteint de chaudepisses, trois fois fut affecté d'ophthalmie et d'arthrite sans qu'on pût le moins du monde croire à un transport mécanique de pus. Cette malheureuse et très-spéciale aptitude de certains sujets prouve très-évidemment l'importance que la prédisposition individuelle acquiert dans le développement des accidents secondaires de la blennorrhagie. Comment croire que de tels malades, qui ne sont pas encore très-rares à rencontrer, ont eu la mauvaise chance, à chaque coït infectant, de rencontrer précisément la nature spéciale de chaudepisse qui s'accompagne d'accidents secondaires? Au contraire, on est bien plus porté, dans ces cas, à nier l'influence de la chaudepisse elle-même sur le développement de ces accidents, et à les mettre exclusivement sur le compte de la prédisposition.

Néanmoins, à mon sens, cette influence considérable et incontestable de la prédisposition ne préjuge nullement la question de l'existence d'un virus spécial à certaines blennorrhagies. Ne rencontre-t-on pas, en effet, la même influence, plus ou moins marquée, dans toutes les maladies virulentes, dans la rage, dans la syphilis elle-même? Là où certaines constitutions réagissent et se défendent victorieusement, d'autres ne succombent-elles pas avec la plus déplorable facilité? Qu'il y ait là un point inexpliqué, je l'accorde; mais le fait est général; il ne peut donc suffire, dans l'espèce, à faire rejeter l'existence d'un virus blennorrhagique.

Il y a d'ailleurs ici une autre question que je me bornerai à soulever : c'est celle de savoir jusqu'à quel point les maladies virulentes peuvent prendre naissance spontanément; jusqu'à quel point, dans le cas présent, un individu, en vertu de sa constitution propre, de ses dispositions héréditaires ou acquises, permanentes ou passagères, peut transformer un catarrhe bénin, qu'il aurait contracté par contagion ou de toute autre façon, en un catarrhe spécifique et virulent. Cette question délicate, que je voudrais voir traiter ici par quelqu'un de plus autorisé que moi, par M. Pidoux, par exemple, qui l'a soulevée le premier, si je ne me trompe, en 1858, dans son opuscule *sur la fièvre puerpérale*, ou par M. Chauffard, qui vient de la reprendre dans son étude de pathologie générale si intéressante, sur la spécificité et la spontanéité morbide, cette question me paraît compliquer de la manière la plus embarrassante le diagnostic de la nature des écoulements uréthraux.

Quoi qu'il en soit, la prédisposition individuelle jouant ici un rôle d'une importance considérable, est-il possible de reconnaître cette prédisposition à quelques signes qui lui soient propres? Nous avons vu qu'on avait essayé de la faire rentrer dans la diathèse rhumatismale; et, en effet, il existe un certain nombre de malades qui présentent cette diathèse, soit chez eux, soit chez leurs ascendants; mais il en est beaucoup qui n'en offrent nulle trace. J'ai noté chez quelques-uns, pour ma part, des signes d'herpétisme, c'est-à-dire de cette diathèse vague que M. Pidoux fait dériver, soit de la scrofule, soit du rhumatisme; d'autres étaient évidemment scrofuleux; d'autres, enfin, et en très-grand nombre, paraissent d'une excellente constitution et exempts de toute prédominance morbide.

Il me paraît donc impossible de rattacher cette prédisposition à aucune, en particulier, des grandes diathèses généralement admises; et, si on fait attention au cachet spécial que la blennorrhagie elle-même imprime à ces accidents, il paraît bien plus naturel d'admettre, comme l'a fait M. Tixier dans sa thèse, que la prédisposition à ces accidents doit être elle-même spéciale. Maintenant que les diathèses rhumatismale, scrofuleuse ou herpétique, s'ajoutent à cette prédisposition spéciale pour la modifier dans leur sens, cela me paraît incontestable; il est évident qu'un scrofuleux atteint d'arthrite blennorrhagique aura plus de chances qu'un autre de voir la maladie se terminer par une tumeur blanche. Loin d'admettre aujourd'hui, comme on le faisait autrefois, que les diathèses s'excluent, on est bien plutôt porté à penser qu'elles s'unissent fort souvent, se combinent parfois pour s'atténuer, d'autres fois pour s'aggraver au contraire; et c'est seulement dans ce sens qu'on peut, si je ne me trompe, reconnaître l'influence des grandes diathèses sur l'évolution des accidents secondaires de la blennorrhagie.

Arrivons maintenant à préciser davantage, s'il est possible, le rôle que joue la blennorrhagie elle-même dans la naissance et le mode de développement de ces accidents.

Elle en est la cause première, efficiente et nécessaire, comme l'a dit M. Fournier dans la première partie de sa communication, où il a formulé en termes très-précis sa croyance en la *spécificité* du *rhumatisme*, je lui demande la permission de dire de l'*arthrite blennorrhagique*. Mais à la fin de cette communication, M. Fournier se demande ce que c'est qu'une blennorrhagie; et, sous prétexte que le mot n'a pas été scientifiquement défini, et ne peut pas l'être, il le supprime. Ceci est grave; car en supprimant un mot, il est rare qu'on ne supprime pas une idée. Puis, remarquant que les accidents secondaires de la blennorrhagie ne se rencontrent qu'à la suite de la blennorrhagie de l'urèthre, il fait de ces accidents un phénomène réflexe d'irritation uréthrale.

Cette théorie, qui n'est pas nouvelle, est appuyée par M. Fournier sur les analogies qu'il relève entre ces accidents et ceux qui parfois se déclarent à la suite du cathétérisme, ou de certaines opérations sur le canal de l'urèthre. « Donnez-moi une sonde, me disait M. Fournier un de ces jours derniers, et je vous ferai un rhumatisme blennorrhagique. »

Ici, je ne suis plus du tout de l'avis de mon très-excellent collègue et ami. Avec une sonde, vous pourrez faire des accès fébriles, intermittents, bénins ou pernicieux, de l'infection purulente, des abcès métastatiques urineux, peut-être, et de l'urinémie suivant quelques auteurs, M. Velpeau et M. Maisonneuve entre autres; mais jamais, tout le monde sera de mon avis, je pense, jamais vous ne ferez une arthrite blennorrhagique. J'ignore si M. Fournier a par-devers lui quelques faits personnels sur lesquels il puisse appuyer son argumentation; en tous cas, ces faits seraient rares, exceptionnels; car, en consultant ce qui a été écrit sur la matière, je n'ai rien trouvé qui puisse se comparer à l'arthrite blennorrhagique. Quelques malades accusent certaines douleurs vagues dans les hanches, dans les membres inférieurs ou ailleurs; mais dès que la fluxion articulaire s'accuse, elle prend tout de suite un caractère spécial de gravité, et de tendance à la purulence qu'on ne retrouve nullement dans l'arthrite blennorrhagique. La physionomie des accidents est toute particulière: c'est la fièvre, la purulence et l'infection qui dominent; le caractère insidieux, malin, qui fait totalement défaut dans la blennorrhagie constitutionnelle, est ici très-fréquent, très-accusé. Je dirai donc à M. Fournier ce qu'il disait lui-même à M. Peter : s'il y a analogies, les différences sont encore plus grandes. Trouvez-vous dans les accidents constitutionnels de la blennorrhagie quelque chose qui présente l'analogie, même la plus lointaine, avec la fièvre intermittente et les accès pernicieux d'origine uréthrale? D'un autre côté, si j'ai nié qu'avec une sonde vous puissiez faire une arthrite blennorrhagique, je nierai encore bien plus radicalement que vous puissiez faire rien qui ressemble à une ophthalmie, et surtout à une ophthalmie blennorrhagique. Les analogies dont vous parlez sont donc imparfaites, incomplètes même comme siége, grossières et sans rigueur comme nature. Au fond, tout diffère essentiellement, la lésion, la symptomatologie, la marche des accidents, le traitement, tout enfin.

Quant à l'autre argument de M. Fournier, je ne sais pas si, comme il l'affirme, il est sans exemple que la blennorrhagie du prépuce, du vagin ou du col de l'utérus, seule et sans complication d'uréthrite, ait été jamais suivie des accidents secondaires qui nous occupent ; je serais fort tenté, pour ma part, de faire des réserves à ce sujet, ne fût-ce que pour la vaginite ; mais si le fait est exact, on peut en trouver une explication qui me paraît toute simple. C'est que, dans les cas où le catarrhe des organes génitaux est de nature à entraîner la diathèse blennorrhagique, il ne se limite jamais à l'un de ces organes ; s'il a commencé par le col de l'utérus, ou par le vagin, ou par la rainure balano-préputiale, il ne tarde pas à envahir l'urèthre. Mais alors il n'est pas plus uréthral que vaginal ou utérin ; et que devient alors la théorie de M. Fournier ?

Que conclure de tout ceci ? C'est que, ce n'est pas en tant que phénomène uréthral que la blennorrhagie est cause des accidents secondaires qui la suivent dans certains cas. Et si ce n'est pas comme phénomène uréthral qu'elle agit, elle ne peut plus agir que comme catarrhe. D'un autre côté, si certains catarrhes n'agissent pas dans le même sens, force est bien d'admettre de deux choses l'une : ou que tous les catarrhes génitaux ne sont pas de même nature, qu'il y en a de simples et de spécifiques ; ou bien que tous les catarrhes génitaux se ressemblent, et que la prédisposition individuelle est seule cause des accidents constitutionnels.

Entre ces deux explications, il ne me paraît pas possible d'hésiter ; j'ai déjà insisté sur le rôle des grandes diathèses héréditaires, sur celui de la prédisposition spéciale à la diathèse acquise de la blennorrhagie. Je ne répéterai pas ce que j'ai dit à ce sujet, et je conclurai en faveur de la spécificité de certains catarrhes génitaux. Je me rapproche ainsi de la tradition constante qui a toujours été d'admettre cette distinction ; autrefois on disait gonorrhée simple, gonorrhée virulente, mais en attachant à ce mot le sens de virus syphilitique. Quelques auteurs parlent encore le même langage, en entendant que virulence est pris ici pour synonyme de contagion. Mais toujours le catarrhe simple, purement inflammatoire, a été admis en regard d'un catarrhe spécial sur la nature duquel on n'était pas bien éclairé. Il faut conserver la vieille distinction et tâcher de dégager la vérité qu'elle renferme. Pour ma part donc, je proposerai de conserver le mot de blennorrhagie, qui est si universellement employé, en lui gardant le sens que lui ont acquis aujourd'hui, à mon avis, l'interprétation des doctrines successives et la tradition, le sens de *catarrhe spécifique des voies génito-urinaires*.

Maintenant, faut-il aller plus loin, et dire que c'est un *catarrhe virulent ?* Cette *lues gonorrhæa,* dont M. Pidoux nous parlait dès 1861, existe-t-elle réellement, ou bien n'est-ce qu'une expression ingénieuse, une comparaison imagée, une analogie lointaine avec la grande maladie syphilitique?

Sans me dissimuler toutes les difficultés de la question, j'avoue que mes tendances me portent vers l'hypothèse de l'existence du virus blennorrhagique.

Ce n'est qu'une hypothèse ; je l'accorde à M. Fournier. Mais la démonstration sera peut-être faite un jour; et, en attendant, cette hypothèse n'a rien d'inadmissible. M. Fournier reconnaît la spécificité du rhumatisme et de l'ophthalmie blennorrhagique; la spécificité de la blennorrhagie s'ensuit, en bonne logique; j'aurais pu, vis-à-vis de lui, me dispenser de tout autre argument pour établir ce point. Or, de la spécificité à la virulence la distance n'est pas bien considérable. Il me semble donc que si nous ne nous sommes pas encore rejoints, M. Fournier et moi, nous sommes sur deux chemins qui se rencontrent.

M. Fournier ajoute que toutes les blennorrhagies n'ont pas la même origine, que plusieurs, même, se développent spontanément et sans contagion. Je suis tout à fait de l'avis de M. Fournier s'il admet, avec moi, que la contagion ici ne peut être prise pour critérium; tous les catarrhes, les plus bénins et les plus légitimes, peuvent être et sont, en effet, le plus souvent contagieux; les catarrhes aigus ou subaigus principalement. Cela est admis, je crois, par tout le monde aujourd'hui.

Quant aux chaudepisses spontanées, auxquelles je crois très-bien, il faudrait savoir d'abord si elles sont aussi souvent que d'autres suivies d'accidents secondaires. Je ne sache pas que ce travail ait été fait; il est des plus difficiles, j'en conviens; mais M. Fournier nous a habitués aux difficultés vaincues, et peut-être pourrait-il refaire pour la blennorrhagie ce qu'il a fait, conformément aux idées de M. Bassereau, pour le chancre mou. Cette comparaison entre les deux virus de la blennorrhagie et du chancre mou, qui m'est souvent venue à l'esprit, a été faite déjà, ainsi que me le montrait hier mon excellent ami et collègue M. Gueneau de Mussy, par un chirurgien américain, le docteur Hammond, et publiée dans son livre sur les *Maladies vénériennes* (1864). Notre confrère d'outre-mer a seulement conclu dans un sens qui me paraît bien risqué, je l'avoue : il affirme l'identité des deux virus, et prétend que le même pus donne lieu à une blennorrhagie s'il est déposé sur une muqueuse saine, et à un chancre mou s'il est déposé sur une surface érodée. Je crois la conclusion fausse non moins que le point de départ, et je pense qu'une étude plus complète montrera que, si les deux virus ont des analogies, ils ont des différences radicales. Pour n'en citer qu'une, je ne sache pas que l'arthrite et l'ophthalmie blennorrhagiques aient jamais été observées à la suite du chancre mou. Il est vrai que M. Hammond considère ces deux affections comme des symptômes syphilitiques et dépendant d'une gonorrhée syphilitique; mais sans nier, pour ma part, que la chaudepisse, même sans chancre larvé, puisse quelquefois être considérée comme de nature syphilitique, je crois que je n'ai pas à suivre M. le docteur Hammond sur son terrain, et à lui démontrer que l'arthrite et l'ophthalmie blennorrhagiques ne doivent pas être catégorisées dans la vérole. Je crois, en effet, que nous sommes encore tous d'accord sur ce point.

Quoi qu'il en soit, le nombre des accidents secondaires de la blennorrhagie est loin d'être limité à l'arthrite et à l'ophthalmie. M. Fournier admet la sciatique blennorrhagique; on a décrit des endocardites, des pleurésies, des péritonites, des manifestations glandulaires, dont j'ai publié un exemple dans les *Archives;* M. Pidoux affirme que certaines éruptions cutanées herpético-lymphatiques doivent être mises sur le compte de la diathèse blennorrhagique. Tout cela élargit le cadre de la question, la complique et la rend plus difficile.

Il ne faut pas oublier non plus que bon nombre de médecins, et j'en pourrais citer parmi nous, sans aller les chercher en Amérique, croient encore que la blennorrhagie peut être rattachée quelquefois à la grande maladie syphilitique; si M. Ricord a rendu un inappréciable service à la science et à l'humanité en détruisant l'assimilation absolue faite par Hunter entre le chancre induré et la blennorrhagie, comme source et point de départ des accidents syphilitiques constitutionnels, il n'est pas encore reconnu et admis par tout le monde que le chancre induré soit le début obligé de toute vérole, ni que la chaudepisse ne puisse être quelquefois primitivement et essentiellement syphilitique.

Il ne faut pas oublier encore que certains écoulements génitaux doivent être mis sur le compte d'états généraux diathésiques n'ayant nul rapport avec les maladies vénériennes, tels que la chlorose, la scrofule, l'herpétisme, etc....

Enfin, s'il faut admettre la réserve que j'ai faite à propos de l'influence de la prédisposition individuelle sur le développement spontané de la virulence spéciale propre à la blennorrhagie, c'est encore une difficulté de plus et non la moindre.

Aussi, je l'avoue, ayant plus d'une fois réfléchi sur ce sujet, et compris l'intérêt pratique énorme qu'il y aurait à débrouiller le chaos des catarrhes génitaux, je ne me suis jamais senti assez éclairé pour risquer de poser les lois d'un diagnostic différentiel complet. Le temps et les efforts de chacun finiront, il faut l'espérer, par combler cette lacune.

Toutefois, à défaut de preuves certaines, il me semble que nous ne manquons pas d'analogies qui peuvent faire pencher en faveur de l'hypothèse d'un virus blennorrhagique.

Les mots seuls dont nous nous servons tous, de diathèse, d'accidents constitutionnels, secondaires, prouvent l'analogie qui est dans l'esprit de tous entre la *lues syphilitica* et la *lues gonorrhœa.*

La multiplicité, tous les jours croissante, des accidents secondaires passés au bilan de la blennorrhagie, la physionomie si particulière de la plupart de ces accidents peuvent, il est vrai, s'expliquer par la spécificité aussi bien que par la virulence. Mais la puissance énorme de contagion de certaines chaudepisses réduites à l'état de blennorrhées presque insignifiantes, me paraît un argument très-sérieux en faveur de l'hypothèse d'un virus. Mettez en regard de ces blennorrhées presque taries, et pourtant si dangereuses, si perfides, certains catarrhes génitaux qui leur sont parfaitement analogues comme aspect, comme durée, comme état inflammatoire subaigu ou chronique, et comme résistance à tout traitement; comparez-leur encore quelques autres catarrhes dont l'abondance et la parfaite innocuité sont égalemant surprenantes. Comment croire qu'il n'y ait pas dans les uns un agent spécial qui manque aux autres? Dans les cas auxquels je fais allusion ici, et dont tout le monde certainement a vu des exemples, on dirait que les humeurs génitales, presque normales, quelquefois même absolument normales en apparence, le mucus, la liqueur séminale ou prostatique, ont acquis une puissance d'infection qui survit même au catarrhe. Ces cas me paraissent tout à fait favorables à l'hypothèse d'un virus.

Pour me résumer, je poserai les propositions suivantes que je soumets à votre critique :

1° Il existe une diathèse blennorrhagique spéciale qui est analogue à la diathèse syphilitique, sans lui être identique.

2° A cette diathèse acquise correspond une prédisposition individuelle, spéciale aussi, qui peut subir une certaine influence de la part des grandes diathèses héréditaires (rhumatismale, scrofuleuse, herpétique), mais qui ne se confond pas avec elles.

3° La diathèse blennorrhagique est acquise par le fait de l'infection d'un catarrhe spécial des voies génito-urinaires, auquel il serait bon de réserver le nom de blennorrhagie; cependant, il se pourrait que la prédisposition individuelle suffit, dans certains cas, à transformer un catarrhe primitivement bénin en blennorrhagie spécifique et constitutionnelle.

4° Les catarrhes génitaux peuvent être d'origine et de nature très-diverses; les uns simples, bénins, inflammatoires; les autres spécifiques; parmi ces derniers il faut ranger le catarrhe spécifique de la blennorrhagie, les catarrhes dépendant de dispositions constitutionnelles non vénériennes (rhumatisme, chlorose, herpétisme, etc.), et peut-être aussi certains catarrhes primitivement et essentiellement syphilitiques.

5° Il est probable que la spécificité de la blennorrhagie est due à un virus particulier non identique, mais analogue à celui du chancre mou.

DEUXIÈME NOTE

Deux questions principales sont au fond de la discussion : 1° Faut-il donner le nom de rhumatisme aux accidents secondaires de la blennorrhagie? 2° Existe-t-il un virus particulier auquel soient attribuables ces accidents?

Je serai bref sur la première; non parce qu'elle est de peu d'importance, je la crois, au contraire, capitale, mais parce que la majorité me semble fixée dans le sens que je défends, à savoir qu'il faut réserver le nom de rhumatisme exclusivement aux affections qui sont sous la dépendance directe et première de la diathèse rhumatismale. Autrement, en effet, ne risquerions-nous pas de tomber dans la confusion, et d'encourir les anathèmes dont ce mot de rhumatisme a été et est encore l'objet?

L'argumentation de M. Lorain à la dernière séance ne m'a pas entraîné, je l'avoue. Peu importe, à mon avis, que dans un plus ou moins grand nombre de cas, il soit impossible de différencier l'une de l'autre, d'après les seuls signes objectifs et d'après la marche de la maladie, une arthrite blennorrhagique d'un rhumatisme. Si la manifestation articulaire de la blennorrhagie revêt souvent une allure évidemment rhumatismale, si parfois même elle prend le masque du rhumatisme noueux, ne présente-t-elle pas aussi quelquefois tous les caractères de la tumeur blanche? C'est donc évidemment que la constitution des sujets peut modifier, transformer même l'altération morbide primitive. L'élément rhumatisme, ou l'élément scrofule, vient s'ajouter à l'élément blennorrhagie; il peut même le dominer et lui imprimer son cachet propre. Mais cela n'empêche point que primitivement l'affection ne soit de sa nature essentiellement blennorrhagique. C'est l'individu qui la fait ensuite rhumatismale ou scrofuleuse. Et remarquez ici que, pour être logique, si vous dites dans le premier cas *rhumatisme blennorrhagique*, vous devez dire dans le second *scrofule* ou *tumeur blanche blennorrhagique*. Donc, encore une fois, le mot rhumatisme ne peut être pris comme terme générique.

Maintenant, que dans l'observation clinique les exemples types d'arthrite blennorrhagique, pure de toute complication, soient rares, je l'accorde sans peine. Les cas types sont rares partout. Ils existent pourtant; et chacun de nous a reconnu l'exactitude de la description que nous en a donnée M. Fournier. Cela seul suffirait à établir que la manifestation articulaire de la blennorrhagie n'est pas de sa nature et primitivement une affection rhumatismale.

A fortiori, et pour des raisons analogues, je ne puis me rallier aux opinions que M. Lorain nous a présentées sur ce qu'il appelle le rhumatisme génital; la première fois que j'ai entendu cet accouplement de mots, je lui ai donné le sens que M. Chauffard lui attribuait précisément à la dernière séance, c'est-à-dire celui de rhumatisme portant sur quelque point de l'appareil génital. Or, il est toujours fâcheux qu'un mot veuille dire autre chose que ce qu'il dit, et ait besoin d'une définition qui va à l'encontre du sens qu'on est tenté de lui attribuer communément. Ensuite et surtout, de ce que l'on trouve dans le rhumatisme, dans l'état puerpéral, dans la blennorrhagie, certaines séries morbides parallèles, comme l'a très-bien dit M. Lorain, il ne s'ensuit pas du tout que l'on doive identifier ces séries, ou tout au moins les englober sous une seule et même désignation. Comparez-les entre elles, fort bien; la comparaison peut donner lieu à des aperçus nouveaux, ingénieux, satisfaisants pour l'esprit, utiles peut-être même (sans que je l'apprécie pourtant très-bien à première vue). Mais si ce sont des séries parallèles, elles ne peuvent se rencontrer qu'à l'infini; cela me paraît aussi vrai en médecine qu'en géométrie.

Quant à M. Fournier, il ne défend le terme de rhumatisme blennorrhagique que parce qu'il croit le langage médical fixé sur ce point. En cela même, à mon avis, il se trompe; le nombre des médecins qui se servent du mot rhumatisme blennorrhagique n'est pas si grand qu'il pense; et ce nombre ne risquerait pas de s'augmenter si M. Fournier, qui est une autorité en ces matières, ne prêchait pas d'exemple. Dans tous les cas, la question est encore assez neuve, comme l'a dit M. Hervieux, pour qu'on ne renonce pas à faire prévaloir une autre dénomination, s'il en est de meilleure, et qui prête moins à la confusion.

Or, quand il s'agit de faire un mot, ou d'en préférer un, quelle est la considération dominante qui nous doit guider? n'est-ce pas la nature de l'affection que nous voulons dénommer? Et quand nous voulons déterminer la nature d'une affection quelconque, ne sommes-nous pas le plus souvent conduits à nous rapporter à sa cause? N'est-ce pas par cette notion de causalité que nous approchons le plus souvent au plus près de cette autre notion de nature, qui elle-même nous échappe la plupart du temps? Il serait sans doute beaucoup plus simple que chaque lésion organique portât avec soi son caractère spécifique, qui servît à la catégoriser clairement dans l'ordre nosologique. Par malheur, il n'en est rien. Ainsi que je l'ai entendu professer à plusieurs de nos maîtres, ainsi que me le redisait précisément hier encore, dans une intéressante causerie, M. Ricord lui-même, les organes de l'économie ont tous en quelque sorte un langage qui leur est propre, et que chacun parle à sa façon; c'est, suivant l'ingénieuse comparaison de M. Gubler, une sorte de clavier, dans lequel chaque note donne toujours le même son, quel que soit d'ailleurs le doigt qui la touche. Les douleurs rhumatoïdes des cachexies, de la syphilis, de la phthisie pulmonaire, de l'hystérie, de l'intoxication saturnine, etc., ne ressemblent-elles pas singulièrement quelquefois à celles du rhumatisme? Tout ce qui touche les articulations, les tissus qu'affectionne particulièrement le rhumatisme, y peut déterminer des symptômes à physionomie rhumatoïde, sans que cela soit du rhumatisme. C'est un des points qu'a traités avec le plus de bonheur M. Pidoux dans ses divers opuscules de ces dernières années.

Pour se retrouver au milieu de ce chaos nosologique, la seule règle fixe est de recourir à la notion de cause, et c'est pour cela que, dans la question particulière qui nous occupe en ce moment, je pense, avec M. Chauffard, qu'il faut s'en tenir au terme général d'*accidents secondaires de la blennorrhagie,* en donnant à chacun d'eux sa désignation spéciale suivant l'organe affecté et le genre de lésion, et en gardant l'épithète *blennorrhagique* qui devient ici le terme générique, celui qui désigne la cause présumée et par conséquent la nature probable de l'affection. C'est ainsi que nous dirons : *arthrite, iritis, sciatique blennorrhagiques;* comme nous disons : *pleurésie, endocardite, sciatique rhumatismales.*

M. Fournier objecte que certaines fluxions articulaires sont trop légères et fugitives pour mériter le nom d'arthrites. Cela est vrai. Mais l'objection est bien petite. N'est-il pas, en médecine, une foule d'états mal définis, et par conséquent mal dénommés, sur lesquels on s'entend très-bien sans qu'il soit besoin de refaire pour eux toute une nomenclature? D'ailleurs, qui empêcherait de dire, dans ces cas, *périarthrite* ou *fluxion rhumatoïde,* ou tout simplement *fluxion*, *douleur*, ou tout autre mot analogue auquel on ajouterait toujours l'épithète *blennorrhagique?* C'est dans ce sens, je crois, qu'il faut chercher à fixer le langage médical, et je pense que nous sommes, pour le plus grand nombre, d'accord sur cette question.

Je passe donc à la seconde.

Existe-t-il un virus spécial auquel soient attribuables les accidents secondaires de la blennorrhagie?

Ici, Messieurs, je n'éprouve aucune difficulté à avouer que mes convictions sont beaucoup moins arrêtées que sur la question précédente. C'est avec beaucoup de réserve que j'ai posé les conclusions que je me suis permis de formuler ; et si j'ai affirmé, après M. Grisolle, qu'il ne suffisait pas d'avoir une chaudepisse et d'être de constitution arthritique pour être, plus que tout autre, voué aux accidents secondaires de la blennorrhagie, je conviens que je me sens beaucoup moins éclairé quand il s'agit de préciser les conditions déterminantes qui président à l'éclosion de ces accidents. Il me paraît bien évident qu'ils procèdent directement et primitivement de la blennorrhagie; qu'ils peuvent revêtir un caractère lymphatique, scrofuleux, dartreux, rhumatismal, suivant la constitution des sujets; mais qu'ils sont essentiellement d'origine et de nature blennorrhagique.

Maintenant, comment cela se fait-il? Nous n'en savons rien; voilà le vrai. Seulement, si j'avoue en toute humilité que mon siége n'est pas fait, je crois aussi en toute sincérité qu'il y a erreur de la part de ceux qui trouvent le leur parfaitement clos et terminé. A mon avis, nous sommes tous ici en plein dans les terrains vagues de l'hypothèse.

J'ai essayé de démontrer que celle de mon excellent ami M. Fournier n'explique rien. L'action réflexe est un mot dont on a fort abusé depuis quelque temps; autrefois, on disait sympathie. C'est tout un.

Mais qu'importe? Là n'est pas le côté intéressant de la question. Il me semble que, dans ces discussions qui paraissent toutes spéculatives, il y a un côté pratique auquel on peut et on doit rester attaché.

La chaudepisse est-elle toujours une affection identique à elle-même? N'est-elle pas quelquefois une inflammation simple, franche, légitime? Est-elle, au contraire, quelquefois une affection générale, une véritable maladie, susceptible de produire une infection de l'économie, analogue (*si parva licet componere magnis*) à la grande infection syphilitique? Et, dans cette double hypothèse, existe-t-il des moyens de différencier l'une et l'autre de ces deux chaudepisses?

Voilà, si je ne me trompe, la vraie question. Je ne me suis pas cru en mesure de la résoudre définitivement, mais je l'ai posée, et je la maintiens parce qu'elle me paraît d'une importance considérable, qu'elle n'est pas jugée et qu'elle doit l'être dans un sens ou dans l'autre.

Ici, qu'il me soit permis de répondre à M. Fournier, que je n'ai pas voulu établir de parallèle entre le chancre mou et la blennorrhagie. Je me suis mal fait comprendre, si je n'ai pas convaincu mon excellent collègue que je condamnais absolument, et sans circonstances atténuantes, les opinions de M. le docteur Hammond.

J'ai voulu dire seulement ceci : Vous avez établi, avec M. Bassereau, l'existence d'un virus chancreux particulier, à côté du virus syphilitique; n'y a-t-il pas lieu d'aller plus loin et d'admettre un virus blennorrhagique à côté des deux précédents? Il y aurait ainsi trois virus vénériens au lieu de deux; ceux de la blennorrhagie et du chancre mou auraient pour caractère commun l'inoculabilité indéfinie, tandis que la syphilis, comme d'autres virus, ne pourrait être inoculée le plus souvent qu'une seule fois au même individu. Quant au caractère transitoire de l'infection, je ne crois pas la question suffisamment étudiée encore; pas plus pour le chancre mou que pour la blennorrhagie. Ce sont des points qui méritent, à mon avis, une étude spéciale qui n'a pas encore été faite. Et c'est uniquement pour nous convier tous à cette étude que j'ai rapproché les deux affections, et nullement pour en faire des séries morbides parallèles, comme dirait M. Lorain.

Quelques mots encore, Messieurs, pour vous convaincre, s'il en est besoin, de la nécessité de cette étude, et pour réfuter les principaux arguments qui tendent à en démontrer d'avance l'inutilité.

Dans sa dernière communication, M. Fournier nie absolument l'existence de ce que nous avons appelé, assez improprement, je m'en confesse à M. Chauffard, la diathèse blennorrhagique, de ce qu'il faudrait appeler l'infection blennorrhagique, si le virus était admis, et cependant il se rattache obstinément à la dénomination de rhumatisme blennorrhagique. Pourquoi? Le secret de cette contradiction, que M. Chauffard nous signalait avec quelque étonnement à la dernière séance, c'est que M. Fournier sent très-bien, à son insu peut être, le lien qui réunit entre eux tous ces accidents secondaires de la blennorrhagie; et c'est pour cela qu'il penche vers une expression générique qui les englobe tous. Tout en niant la disposition générale de l'organisme qui engendre ici une arthrite, là une douleur vague, là une iritis, une conjonctivite, plus loin une sciatique, etc., le mot qu'il préfère pour désigner tous ces accidents en bloc, est précisément celui qui, par excellence, signifie diathèse. Il y a là un aveu involontaire, très-significatif à mon sens, et dont je m'empare avec empressement.

Examinons maintenant les objections que M. Fournier oppose à l'hypothèse d'un virus blennorrhagique.

J'en trouve deux capitales :

1° Certaines blennorrhagies naissent spontanément, et peuvent être aussi graves, aussi compliquées d'accidents secondaires que les blennorrhagies de contagion.

Entendons-nous d'abord. Les chaudepisses spontanées sont-elles aussi fréquentes que le donne à entendre M. Fournier? J'en doute. Voyez plutôt l'exemple qu'il nous en a cité à la dernière séance, celui de son malheureux ami, qui possède une si déplorable idiosyncrasie pour la chaudepisse. N'est-il pas bien permis, en effet, de se demander si cet infortuné a jamais été guéri une bonne fois? Je n'ai pas été, et je le regrette, aussi initié que je l'aurais voulu aux spirituelles boutades de M. Ricord; mais il en est une qu'on lui prête généralement (on ne prête qu'aux riches); c'est celle-ci, qu'en fait de chaudepisses, on les guérit toutes, excepté la première.

Cette hyperbole, comme toutes les saillies du maître, a son côté fondé en saine observation. Mais il s'agit de savoir si ces chaudepisses interminables, à répétitions sans fin, ne sont pas précisément des blennorrhagies virulentes dépendant d'une première infection qui persiste, même après que l'écoulement a disparu, et dont les effets se manifestent à nouveau à la première occasion. Ainsi peuvent s'expliquer, je le crois, beaucoup de prétendues chaudepisses spontanées, et en particulier celle du malade de M. Fournier. Si mon collègue veut bien se le rappeler, nous avons vu tout récemment ensemble un malade de la ville chez qui une chaudepisse prétendue spontanée pouvait parfaitement être considérée comme une récidive, à six mois de distance, d'un écoulement parfaitement tari, mais reparu sous la double influence d'un écart de régime et d'une infection persistant à l'état latent. Je ne doute pas qu'en y regardant de près, beaucoup de prétendues chaudepisses spontanées ne soient susceptibles de la même interprétation.

Je ne nie pas absolument qu'un écoulement uréthral inflammatoire ne puisse quelquefois se manifester en dehors de toute contagion présente ou passée. Mais l'important est de savoir si ces chaudepisses véritablement spontanées sont aussi souvent que les autres suivies d'accidents secondaires. Pour moi, je ne le crois pas. Ce sont le plus souvent des catarrhes bénins, des inflammations franches, des uréthrites et non des blennorrhagies; ces écoulements n'ont le plus souvent aucun retentissement sur l'économie, guérissent vite et bien, sans rechute; et si quelques-uns échappent à cette loi, c'est pour ceux-là seulement qu'exceptionnellement, il y a lieu de se demander, comme je l'ai fait dans ma première lecture, si la constitution du sujet n'est pas la vraie cause du caractère général de la maladie, et si le malade n'a pas, en vertu d'une disposition à lui propre, transformé un catarrhe bénin en catarrhe spécifique. Mais ces cas doivent être fort rares; et, à mon sens, les prétendues chaudepisses spontanées suivies d'accidents secondaires s'observent surtout en récidive, et sont le plus souvent des manifestations d'une infection blennorrhagique antérieure, qui peut être latente; ce qui ne veut pas dire nécessairement qu'elle n'a pas de signes qui la révèlent, mais seulement peut-être que nous ne savons pas encore voir ces signes.

Cette première objection à la virulence blennorrhagique n'est donc pas sans réponse. Passons à la seconde; c'est celle-ci :

2° Le nombre des accidents secondaires dans la blennorrhagie est relativement minime; 41 cas sur 1,912 chaudepisses dans la statistique de M. Fournier.

Ces chiffres seraient écrasants, je l'avoue, s'il fallait les accepter tels quels. Mais comment ont-il été obtenus?

D'abord, parmi les accidents secondaires de la blennorrhagie, M. Fournier ne compte que ce qu'il appelle le rhumatisme, c'est-à-dire les accidents articulaires, la sciatique et l'ophthalmie. Il élimine ainsi les adénites de tout genre et de tout siége, l'orchite et l'épididymite, les éruptions cutanées et l'anémie signalées par M. Pidoux, et l'ophthalmie de contagion.

Passe pour cette dernière.

Mais si l'orchite et l'épididymite, ainsi que le bubon, peuvent être quelquefois, souvent même, considérés comme des phénomènes d'irradiation inflammatoire, il est fort possible que, dans certains cas au moins, ils aient un caractère constitutionnel et infectieux. Il y a une réserve à faire sur ce point; et si je ne l'ai pas faite dans ma première communication, c'est une omission que je me hâte de réparer. L'exemple d'adénite sous-maxillaire coïncidant avec une arthrite blennorrhagique, dont j'ai publié l'observation dans les archives, et qui a déjà été cité ici, est une preuve manifeste que la blennorrhagie peut retentir sur les organes glanduleux à distance, et d'une autre façon que par la propagation de l'inflammation. Précisément, en ce moment, j'observe depuis trois mois un cas analogue, que je publierai quand le temps sera venu, et dont je vous demanderai la permission de ne vous citer que les circonstances principales. C'est une adénite multiple des ganglions cruraux situés à la partie interne et supérieure de la cuisse, au niveau du fascia cribriformis et dans le triangle de Scarpa; cette adénite s'est montrée, il y a trois mois, en même temps que se guérissait une chaudepisse vagino-uréthrale, chez une femme d'une trentaine d'années, ne présentant et n'ayant présenté à aucune époque de sa vie aucun signe de scrofule; n'ayant pas eu de plaies du pied, ni de la jambe, aucun de ces durillons enflammés, ni de ces écorchures qui peuvent donner lieu à une adénite crurale. Cette adénite a eu une marche fort lente. Très-douloureuse au début, et accompagnée d'un empâtement considérable de toute la région, elle est devenue peu à peu presque indolente; les bosselures ganglionnaires se sont dégagées et la suppuration s'est établie lentement; c'est seulement ces jours derniers que j'ai ouvert deux abcès ganglionnaires qui sont en train de se vider. A ma connaissance, ces ganglions cruraux ne sont pas en relation directe avec les lymphatiques de l'urèthre ou du vagin; et, bien qu'ils soient dans le voisinage des organes génitaux, on peut dire que le retentissement de l'écoulement s'est fait ici à distance, et très-probablement d'une autre manière que par la propagation de l'inflammation.

Quant aux éruptions cutanées et à l'anémie, je crois qu'il faut tenir grand compte de l'opinion émise par M. Pidoux. Il ne me paraît pas prudent de nier dès aujourd'hui ces complications sous prétexte qu'on ne les a pas encore remarquées. Combien de fois passons-nous à côté des faits sans les voir, lorsqu'ils ne nous ont pas été signalés? Je ne crois faire injure à personne en énonçant cette vérité sur laquelle M. Trousseau insiste souvent dans sa clinique avec une modestie et une bonne foi qui relèvent encore sa grande autorité. Le moins donc que nous devions à un observateur aussi sagace et aussi pénétrant que M. Pidoux, c'est une recherche nouvelle et un examen attentif des faits aux points de vue qu'il nous a signalés. Quelque plaisir d'ailleurs que j'aie eu à écouter et à relire M. Fournier, la très-pittoresque description qu'il nous a faite des causes de l'anémie dans la blennorrhagie ne démontre pas que l'infection blennorrhagique ne figure pas au nombre de ces causes. J'admets toutes celles dont il nous parle; leur action est incontestable et incontestée; mais, de ce que ces causes sont réelles et puissantes, s'ensuit-il que l'infection blennorrhagique n'existe pas et ne joue pas son rôle dans la production de l'anémie? A ce compte, je ne vois pas pourquoi M. Fournier admet l'influence de l'infection syphilitique sur l'apparition de la chloro-anémie dans la syphilis. Si son argumentation est bonne contre la chaudepisse, elle ne peut être mauvaise contre la vérole. Ne trouve-t-on pas dans la vérole le même cortége de causes dont il nous a fait un si charmant tableau? Le mercure ne vaut-il pas bien le chiendent et le copahu, au point de vue de la dyspepsie et de la dyscrasie sanguine? L'hypochondrie syphilitique n'a-t-elle pas ses suicides aussi bien que la mélancolie blennorrhagique? Je demande donc à M. Fournier la permission de me défendre des enchantements de son pinceau, ou plutôt, en me donnant toute carrière pour admirer le talent du peintre, je fais mes réserves sur l'interprétation qu'il donne à son tableau; et je me crois le droit de maintenir à l'ordre du jour la question de l'anémie blennorrhagique comme n'ayant pas encore reçu sa solution définitive.

Pour ma part, loin de craindre qu'il y ait à diminuer le nombre des accidents secondaires de la blennorrhagie, je le vois augmenter tous les jours, et je ne serais nullement surpris d'y voir admis officiellement avant peu, à côté des lésions contestées aujourd'hui, d'autres manifestations dont il n'est pas question encore.

Si cette appréciation, qui ne m'est pas exclusivement personnelle, se justifie, la statistique de M. Fournier subira déjà une notable modification.

N'oublions pas, d'un autre côté, que, pour M. Fournier, il n'y a pas de chaudepisse qui ne soit susceptible de produire des accidents secondaires, pourvu qu'elle soit uréthrale. Or, c'est là précisément le *quod demonstrandum*. Si, au contraire, il existe une chaudepisse simple et une blennorrhagie virulente, la question devient toute différente; et du nombre des 1,912 chaudepisses, il faudra commencer par déduire toutes celles qui sont des catarrhes simples et, par conséquent, impuissantes à produire sur l'organisme le moindre retentissement; nouvelle modification non moins importante dans les chiffres de la statistique.

On le voit donc : cette statistique ne juge rien contre nous, parce qu'elle suppose résolues dans son sens les difficultés que précisément nous croyons sans réponse aujourd'hui, et dont nous cherchons la solution.

Enfin, en admettant que, dans la vérité des choses, l'infection constitutionnelle de la blennorrhagie fût moins nécessaire et moins fatale que celle de la syphilis, qui d'ailleurs est loin de nous être parfaitement connue dans ses modes d'origine, serait-ce une raison suffisante pour la nier? Les virus ont-ils tous une égale puissance?

La seconde objection de M. Fournier, comme la première, n'a donc pas toute la valeur qu'on serait tenté de lui attribuer tout d'abord.

Les autres ont moins d'importance, et se trouvent implicitement résolues par ce que je viens de dire; je ne m'y arrêterai donc pas, dans la crainte d'abuser de votre patience, et je conclus.

S'il n'est pas scientifiquement démontré que le virus blennorrhagique existe, il n'y a pas de raison suffisante pour rejeter, dès à présent, sa candidature à l'existence. Au contraire, cette hypothèse paraît, à plusieurs points de vue, la plus probable et la plus satisfaisante; c'est elle qui rend le mieux compte de certaines choses difficiles à expliquer autrement : ainsi, par exemple, la variété, la généralisation et la dissémination sur un grand nombre d'organes, des accidents secondaires de la blennorrhagie; la persistance et la disposition à récidiver de certains écoulements uréthraux; la puissance de contagion toute particulière de certains écoulements mise en regard de l'innocuité de certains autres; puissance de contagion qui, dans quelques cas, semble survivre à l'écoulement lui-même, et se réfugier dans des sécrétions muqueuses devenues en apparence normales.

Il y a donc lieu à continuer dans le sens de cette hypothèse les travaux qui se feront à l'avenir, et à chercher, autant que possible, dans la description exacte et complète des faits et dans l'étude des transmissions successives des catarrhes génitaux d'individu à individu, les raisons qui peuvent faire admettre ou rejeter, dans certains de ces écoulements, l'existence d'un virus blennorrhagique spécial.

PARIS. — Typographie FÉLIX MALTESTE et Cie, rue des Deux-Portes-Saint-Sauveur, 22.

www.ingramcontent.com/pod-product-compliance
Ingram Content Group UK Ltd.
Pitfield, Milton Keynes, MK11 3LW, UK
UKHW012133240726
13965UKWH00005B/2159